AF246495

DISCUSSION

SUR

L'URÉTHROTOMIE INTERNE

RÉSULTATS. — MORTALITÉ. — NOUVEL URÉTHROTOME
AGISSANT DANS LES DEUX SENS.

Par M. U. TRÉLAT.

(LU A LA SOCIÉTÉ DE CHIRURGIE.)

MESSIEURS,

Il serait fâcheux que la Société de chirurgie ne discutât pas à fond cette question si controversée de l'uréthrotomie interne. Déjà, il y a huit ans, cette discussion a été abordée par deux fois dans cette enceinte, et bien qu'elle roulât principalement sur des procédés particuliers, il fut évident que la majorité de nos collègues était peu favorable à la pratique des incisions intra-uréthrales. Cependant cette méthode n'a cessé de faire des adeptes ; son emploi s'est généralisé ; à tort ou à raison, ce que nous aurons à examiner, elle a été mise en pratique un très-grand nombre de fois. Il serait donc bien temps que la Société s'en occupât, soit pour en démontrer l'inefficacité ou les dangers, soit, au contraire, pour établir nettement ses indications et déterminer ses procédés.

L'opération n'est assurément pas nouvelle ; elle remonte à plus de trente ans, directement enfantée par les besoins naissants de la lithotritie ; mais elle a passé par de telles vicissitudes, elle a subi de telles variations d'étendue, de lieu d'application et de procédés , qu'on ne saurait méconnaître dans son histoire des périodes successives, quoique parfaitement distinctes. A moins de confondre sous le nom d'uréthrotomie interne toute opération qui consiste à porter sur la muqueuse uréthrale un instrument tranchant, on ne peut ranger dans la même catégorie les microscopiques scarifications d'Amussat et les énormes incisions de M. Reybard. Or il n'est pas contestable que, bonnes ou mauvaises en pratique, les idées de ce chirurgien aient suscité un mouvement de recherches fort étendu, qui marque la date de la dernière période de l'uréthrotomie.

Que par la suite les chirurgiens, quelques chirurgiens, aient été trop vite ou trop loin ; que la pratique se soit laissé aller à des écarts à peu près inévitables avant d'arriver à une formule convenable, cela n'est pas douteux, et n'a rien qui doive surprendre. Qu'en 1855 Vidal, effrayé par de nombreux revers, ait pu s'écrier : « Point d'uréthrotomie ! » que M. Morel-Lavallée ait écrit en 1857 une conclusion à peu près identique en présence d'une statistique fort sombre ; que les débuts d'un de nos collègues à l'hôpital de la Pitié aient fourni des résultats décourageants, je le conçois ; mais je ne conçois plus qu'on professe aujourd'hui la même répulsion pour une opération qui, bon gré, mal gré, a pénétré dans la pratique d'une manière très-large, et a donné des résultats d'autant meilleurs qu'elle était plus étudiée et mieux connue.

Cela devait être. Ou l'uréthrotomie était mauvaise, dangereuse, et alors un jour devait sûrement venir où les chirurgiens les plus audacieux, les plus endurcis aux revers, reculeraient en face d'accidents graves et trop souvent mortels ; ou bien la section uréthrale, innocente par elle-même, utile dans une certaine mesure et dans certains cas, devait peu à peu corriger ses défauts et parer à ses dangers pour ne conserver que ses incontestables avantages. C'est surtout par le perfectionnement des procédés opératoires et des traitements antécédents et consécutifs que ce but a été atteint.

On a renoncé aux larges et profondes incisions ; personne n'a adopté les instruments de M. Reybard, et le lithotome caché du frère Côme a été abandonné par son promoteur. En y regardant avec soin, il est facile de s'assurer que les lames des instruments de M. Civiale, de M. Charrière, de M. Maisonneuve, de M. Sédillot (je cite les plus employés), ont à peu de chose près la même saillie, et doivent faire des incisions peu profondes, 2 à 4 millimètres selon la résistance du rétrécissement. Plusieurs chirurgiens débutent même par de très-petites lames, ayant environ 2 millimètres de saillie, et ne pouvant en conséquence faire que des incisions de 1 millimètre à 1 millimètre et demi. La plus petite olive de M. Civiale, les lames étroites que M. Phillips a bien voulu me montrer, rentrent dans cette catégorie. M. Sédillot a eu l'obligeance de m'écrire à propos de la discussion actuelle une longue lettre que j'utiliserai largement ; il me dit : « J'ai des uréthrotomes de diverses dimensions, mais je préfère employer ceux d'un petit diamètre, à moins d'indications particulières. »

Les traitements préparatoires et consécutifs n'ont pas moins fixé l'attention, et les chirurgiens tendent à s'accorder aujourd'hui sur la marche à suivre avant et après l'uréthrotomie. La grande majorité n'opère que lorsque la dilatation est impuissante ou mal supportée, et j'avoue ne pas comprendre qu'on s'en passe, ne fût-ce qu'à titre d'exploration, de moyen de diagnostic, et puis aussi pour donner au canal de l'urèthre cette tolérance nécessaire sur laquelle M. Civiale a si justement et si souvent insisté.

Après beaucoup d'hésitation et d'incertitude sur l'emploi de la sonde à demeure immédiatement introduite dans la vessie, tous les chirurgiens, tous ceux au moins dont j'ai pu connaître l'opinion, ont fini par adopter cette manière d'agir. Il y a longtemps que M. Maisonneuve y est venu ; M. Gosselin a récemment reconnu l'utilité de cette pratique, et la lettre déjà citée de M. Sédillot renferme ces mots : « Je les évite (les accès de fièvre) aujourd'hui en plaçant une sonde creuse dans la vessie immédiatement après l'uréthrotomie. »

Le même accord tend à s'établir sur l'utilité de la dilatation consécutive et sur l'époque à laquelle on peut sans danger la reprendre. Soit dit en passant, ce dernier point mérite d'être étudié avec grande attention, car plusieurs autopsies ont montré que la cicatrisation, ou tout au moins l'oblitération des plaies uréthrales, se fait avec plus de lenteur qu'on ne l'avait supposé, et pendant toute cette période le passage d'instruments dilatants plus ou moins volumineux offre toujours un certain danger, et peut devenir secondairement la cause d'accidents redoutables.

Mais jusqu'ici je me suis borné à constater des faits, à signaler la marche lente qui s'opère dans les esprits ; cela ne suffit pas pour convaincre les adversaires de l'uréthrotomie, il faut invoquer d'autres arguments.

On se plaît à mettre en parallèle l'innocuité de la dilatation et la gravité de l'incision uréthrale. Des deux méthodes, disait Vidal (de Cassis) il y a huit ans, il y en a une qui tue et l'autre qui laisse vivre : on choisira. Dans la dernière séance, notre éminent collègue M. Velpeau s'est exprimé dans le même sens : il reconnaît l'efficacité de l'uréthrotomie quand elle ne tue pas ; restriction capitale, qui équivaut presque à un rejet absolu. Enfin l'un des principaux arguments de M. Morel-Lavallée est que, si parfois la dilatation ne fait pas grand bien, en revanche elle ne fait jamais de mal ; que ce n'est pas sa valeur, mais sa bénignité qui la place au premier rang.

A cela, on pourrait répondre que les deux méthodes ne sont pas rivales, mais complémentaires ; que l'une a précisément pour but de remplir les lacunes de l'autre. Mais cette réponse n'est pas valable, puisque , suivant quelques-uns de nos adversaires , la dilatation peut parfaitement se passer de cet importun concours.

Est-on bien fondé à parler ainsi , et n'est-ce pas vraiment trop de complaisance en faveur de la dilatation ? La thèse de M. Perdrigeon , publiée il y a dix ans, celles plus récentes de MM. Mauvais, de Saint-Germain, et Marx, cette dernière surtout , à laquelle la Société de chirurgie a accordé un accessit du prix Duval , renferment un grand nombre de faits empruntés à la pratique de nos maîtres , de nos collègues à Paris , en province et à l'étranger, où on voit la mort survenir presque toujours rapide , souvent foudroyante , tantôt après un seul cathétérisme , tantôt après de nombreuses séances de dilatation, chez des individus de tout âge et ne présentant aucune mauvaise condition.

Je n'aurais jamais songé à l'uréthrotomie , me disait il y a peu de jours M. Gosselin, si je n'avais vu succomber des malades à la suite de la dilatation.

Il faut se rappeler que les rétrécissements de l'urèthre se compliquent souvent de lésions variées qui siégent presque toujours en arrière et quelquefois en avant d'eux. La muqueuse est ramollie , ulcérée; le plus léger frottement l'irrite, la fait saigner, et ouvre la porte aux accidents divers, mais toujours graves , de la résorption et de l'infiltration urineuse. Selon toute probabilité, dans ces sortes de cas, l'uréthrotomie, qui fait une plaie nette, supprime l'obstacle et permet d'introduire dans la vessie une sonde dérivatrice , est moins dangereuse que les manœuvres lentes et hésitantes de la dilatation.

Ainsi, Messieurs, pour faire un parallèle rigoureux, il ne faut pas dire que la dilatation est toujours bénigne. Sans doute elle ne détermine jamais certains accidents qui tiennent à la méthode des incisions, mais elle partage avec cette dernière l'inconvénient de produire la fièvre uréthrale, et ses accès trop souvent pernicieux. Il s'en faut même que ce partage soit égal, et quand on étudie les causes de mort après l'uréthrotomie, on voit que les accidents initiaux offrent un très-faible contingent, et que la majorité des insuccès doit être attribuée à l'infiltration urineuse plus ou moins tardive et à ses suites.

Mais arrivons à l'étude des résultats. Depuis notre dernière séance, je me suis mis en rapport avec tous les chirurgiens qui pratiquent l'uréthrotomie ; j'ai interrogé les registres de l'Hôtel-Dieu ; M. Gosselin m'a remis le résumé de sa pratique ; j'ai eu des entretiens détaillés avec M. Civiale et M. Phillips ; MM. Sédillot, Guillon et Caudmont ont bien voulu répondre à mes lettres , et m'exprimer leurs opinions et les faits qui leur servent de base.

Je diviserai les renseignements ainsi obtenus en deux catégories :

les uns, émanant de chirurgiens très-répandus dans la clientèle, ne reposent pas sur des chiffres précis, mais s'appuient sur une pratique déjà vieille et sur des nombres d'opérations considérables, quoique indéterminés; les autres, plus restreints, sont parfaitement nets : tant d'opérations, tant de morts.

Commençons par les premiers. M. Civiale m'a dit à peu près ceci: J'ai fait un nombre énorme d'uréthrotomies, il ne se passe pas de semaine que je n'en fasse quatre ou cinq. Comme méthode adjuvante de la dilatation, c'est une opération qui rend de remarquables services dans les cas où elle est indiquée. Quand l'état du malade est simple, sans complications, que l'opération est exécutée convenablement et que le traitement consécutif est méthodiquement conduit, les accidents sont très-rares et ne présentent ni plus de gravité ni plus de fréquence que si on employait toute autre méthode de traitement.

M. Guillon me répond par l'envoi d'une brochure sur la *Stricturotomie intra-uréthrale*, où il déclare qu'il a incisé des centaines de rétrécissements sans avoir eu à déplorer la perte d'un seul malade à la suite de ces opérations, que ce fait est l'expression de la vérité, et que personne jusqu'ici n'a pu le convaincre d'erreur ou d'exagération.

M. Phillips m'affirme qu'il a pratiqué l'uréthrotomie, au plus bas mot, sur soixante malades, que, par suite de conditions particulières de clientèle, la plupart d'entre eux étaient des jeunes gens, et qu'il n'a pas eu un seul cas de mort, bien qu'ayant eu parfois à combattre des accidents graves, ainsi qu'on peut s'en assurer par la lecture d'une observation publiée dans la *Gazette des Hôpitaux* du 23 décembre 1862.

Voici les propres paroles de M. Caudmont : « Je puis dire, en restant certainement au-dessous de la vérité, que j'ai pratiqué quatre-vingts fois l'uréthrotomie. Jusqu'ici je n'ai pas eu un seul cas de mort. Une fois, chez un malade soigné avec M. Panas, j'ai observé au huitième jour une hémorrhagie uréthrale se reproduisant pendant trois jours; une autre fois, un abcès voisin de l'urèthre a mis près d'un mois à se fermer. »

Assurément, Messieurs, ces témoignages vagues ne suffisent pas à porter la conviction dans les esprits; mais on ne saurait, à mon sens, en nier complétement la portée. J'accorde qu'il n'y a pas eu là le contrôle d'une publicité constante, que la mémoire des opérateurs a pu facilement oublier des cas fâcheux; mais qui voudra croire que ces chirurgiens continueraient à mettre résolûment en pratique une opération donnant habituellement un mort sur cinq ou dix opérés? Entre une innocuité sans nuage et cette redoutable mortalité, il y a de la marge.

J'ai hâte d'arriver à des faits plus précis. J'extrais ce qui suit de la lettre de M. Sédillot : « Depuis la publication du docteur Gaujot, je n'ai pas cessé de pratiquer l'uréthrotomie par les mêmes procédés et avec mes instruments, tant à la clinique de la Faculté qu'à l'hôpital militaire et dans ma pratique particulière. J'ai eu souvent trois ou quatre malades opérés à la fois, et c'est vous dire que le nombre total en a été fort grand, mais je ne pourrais le citer, n'en ayant pas tenu un compte exact. Parmi tous mes malades, dont quelques-uns présentaient les complications les plus graves, deux seulement sont morts dans des délais assez courts pour qu'on ait eu à rechercher à l'autopsie si l'uréthrotomie n'aurait pas contribué à cette fatale terminaison.» De ces deux malades, l'un est mentionné dans le mémoire de M. Gaujot ; il avait soixante-huit ans, des rétrécissements multiples, une valvule prostatique et une cystite chronique ; l'autre était un ancien officier, replet, âgé, et d'une constitution très-fatiguée.

Il y a eu un troisième cas de mort, mais M. Sédillot a raison de le mettre à l'écart ; c'est le sujet de l'observation Ire dans le mémoire de M. Gaujot. Le malade mourut six semaines après l'opération avec une hémiplégie causée par deux foyers apoplectiques de la protubérance annulaire, foyers qui, suivant toute probabilité, s'étaient formés bien avant qu'on fît l'uréthrotomie. Il faut donc mettre ce fait de côté.

Combien il est regrettable que M. Sédillot n'ait pas tenu la statistique régulière de ses opérations ! Elles ont dû être nombreuses, en effet, si on en juge par les faits publiés en 1858 et 1860, et elles n'ont donné que deux morts ! Mais pour être rigoureux, il faut se borner à ce qui est connu, c'est-à-dire aux observations relatées dans la *Gazette hebdomadaire* et dans le mémoire de M. Gaujot. Il y a là 22 cas d'uréthrotomie. Je rejette l'observation première de M. Gaujot, pour les motifs que je viens d'indiquer ; restent 21 cas, 1 mort.

D'autre part, le registre d'opérations de l'Hôtel-Dieu pour 1862 et le commencement de 1863, mentionne 38 uréthrotomies, 4 morts.

M. Gosselin, en 1862 et 1863, a fait 10 uréthrotomies, 1 mort.

M. Dolbeau, 36 opérations (non compris une uréthrotomie externe), 1 mort. Moi-même, j'ai opéré 4 malades sans en perdre un seul.

Remarquez, Messieurs, la valeur de ces chiffres ; c'est toute la pratique de M. Gosselin, de M. Dolbeau, la mienne, toute celle de MM. Sédillot et Maisonneuve pendant une période déterminée.

En additionnant ces chiffres, on trouve que sur 109 opérés 7 sont morts. C'est une mortalité de 6,4 p. 100. Elle est moindre que celle des amputations de doigts.

Comparez ces résultats avec ceux que vous donnent les registres de la Pitié pour la période 1854-1861. Là, vous trouverez 16 morts sur 71 opérés, soit, 22,5 p. 100 (1). Différence considérable, qui montre ce que peuvent l'amélioration des procédés, des soins consécutifs et une plus saine appréciation des indications opératoires. N'étais-je pas fondé à dire en commençant : Je ne conçois plus qu'on professe aujourd'hui la même répulsion qu'autrefois pour l'uréthrotomie?

Mais j'admets que vous trouviez encore trop considérable cette mortalité de 6,4 p. 100, comme je le trouve aussi, doit-on désespérer de la voir baisser encore? Plusieurs motifs donnent à penser que non.

J'ai relevé l'âge des opérés de l'Hôtel-Dieu , et je trouve que l'âge moyen des guéris est infiniment moins élevé que celui des morts. Pour les premiers, 42 ans et demi; pour les seconds, 61 ans. Les malades qui ont dépassé 60 ans donnent plus de morts que de guérisons. On peut faire la même constatation pour les âges des malades de M. Sédillot. Malgré l'exiguïté des chiffres, la différence est si grande qu'on pourrait déjà conclure, sans grande chance d'erreur, l'extrême gravité de l'uréthrotomie passé 60 ans.

Il faudra donc ne la pratiquer dans ces conditions que s'il est absolument impossible de faire autrement, et ce cas se présentera bien rarement.

Si maintenant on descend dans le détail des faits, et qu'on cherche pourquoi et comment les malades sont morts , on voit que quelques-uns d'entre eux présentaient des complications telles que le chirurgien aurait dû renoncer à les opérer, ou bien que si l'indication était inéluctable, il faudrait décharger l'opération pour porter ces morts au compte de la maladie principale. J'ai déjà cité le malade de M. Sédillot, qui avait des rétrécissements multiples , une valvule prostatique et une cystite chronique. Un malade de M. Maisonneuve avait des tumeurs dans la vessie ; un autre de ceux qui sont morts à l'Hôtel-Dieu se présenta à l'hôpital avec une infiltration et des abcès urineux.

Je ne veux pas dire qu'en dehors des complications l'uréthrotomie ne doive jamais produire d'accidents ; mais il ne ressort pas moins de ces faits qu'en opérant le plus rarement possible les malades qui ont dépassé la soixantaine , en n'opérant pas, ou en tenant un compte particulier de ceux qui offrent des complications sérieuses, on fera baisser encore le chiffre de la mortalité , et peut-être descendra-t-il

---

(1) Le relevé donné par M. Tillaux dans sa thèse récente sur l'Uréthrotomie , donne seulement 47 opérations et 13 morts. La différence provient de ce que j'ai tenu compte des années 1854 , 1855 et 1856 , tandis que le relevé de M. Tillaux part de 1857.

à 2 ou 3 pour 100, point auquel la conscience des chirurgiens les plus timorés pourra être parfaitement en repos.

Je livre ces arguments et ces chiffres à l'appréciation de mes collègues, leur demandant de les corroborer ou de les combattre par d'autres arguments et d'autres chiffres, pour que la lumière se fasse sur cette question de pratique si controversée et si obscure encore.

La discussion n'a point abordé les indications, les procédés et la valeur définitive de l'uréthrotomie, je ne l'y porterai pas ; mais je désire fournir quelques détails sur les quatre opérations que j'ai pratiquées, suivant en cela l'utile exemple donné par M. Dolbeau.

Voici un court résumé de ces observations :

I. *Hôpital Saint-Louis*, salle Sainte-Marthe, n° 20. Homme de cinquante-trois ans, entré le 8 janvier 1863.

Ce malade, qui a eu autrefois plusieurs chaudepisses, a depuis plus de six mois éprouvé des accidents marqués de rétrécissement ; miction difficile, incomplète, et par cela même fréquente. Comme cela arrive souvent, il y avait des améliorations et des recrudescences.

Lorsque je pris le service de M. Voillemier, absent déjà depuis quelques jours, et suppléé pendant ce court intérim par M. Guyon, j'appris que le malade avait eu déjà des accès de fièvre sous l'influence d'une légère augmentation dans le calibre des bougies. Je procédai très-lentement à la dilatation temporaire, en partant d'un millimètre ; bientôt nouvel accès de fièvre uréthrale traité par le sulfate de quinine et ne se reproduisant pas. Dès lors je me détermine à pratiquer l'uréthrotomie, et je reprends la dilatation pendant deux jours pour arriver à introduire facilement l'uréthrotome.

Le 10 février, j'opère, sans éprouver aucune difficulté, avec l'instrument de M. Maisonneuve (lame bilatérale) ; sonde à demeure de 7 millimètres pendant vingt-quatre heures. Accès de fièvre pendant la nuit. (Sulfate de quinine et un bain.) Nul autre accident. Au bout de trois jours, je commence à introduire chaque jour deux bougies Beniqué, en commençant par 6 millimètres, et j'arrive très-facilement à 8 millimètres. Le malade, qui urine librement et n'éprouve aucune souffrance, demande à aller à Vincennes. *Exeat* le 21 février.

II. *Hôpital Saint-Louis*, salle Sainte-Marthe, n° 24. Homme de trente-deux ans, entré le 31 janvier 1863.

Cet homme a longtemps conservé un écoulement uréthral qui, sans cesser jamais, redevenait par moments plus abondant et plus aigu. Il y a deux ans et demi environ, le jet de l'urine devint plus fin et tortillé. A plusieurs reprises, le malade entra à l'hôpital et fut traité par la dilatation ; il avait encore un écoulement puriforme tachant largement sa chemise à son arrivée à Saint-Louis. Après quelques tâtonnements, j'introduis une bougie de près de 2 millimètres , et je continue la dilatation temporaire et progressive ; mais je reconnais que l'orifice du rétrécissement situé à l'angle péno-scrotal, est très-sensible au contact des bougies, et a une situation excentrique. Bien qu'il laisse passer une bougie de 3 millimètres , il faut toujours employer des tâtonnements agaçants pour le malade avant d'y pénétrer. L'exploration à l'aide de la bougie à boule me fait reconnaître que la partie la plus serrée du rétrécissement est son extrémité balanique , qu'en arrière et dans l'espace de 2 centimètres existe une surface inégale qui fait éprouver à l'olive une succession de saccades. Vu l'impuissance des dilatations antérieures, la sensibilité du rétrécissement et sa disposition , je me propose de le diviser. Il eût été meilleur de faire ici la section d'arrière en avant avec un instrument assez gros. J'avais sous la main l'uréthrotome de M. Maisonneuve , je m'en servis. L'introduction de la sonde après l'opération montra, par les secousses de sa marche, que la partie la plus étroite et la plus antérieure du rétrécissement avait seule été incisée. L'opération était évidemment incomplète. Le lendemain matin , grand bain, au sortir duquel le malade a un accès de fièvre bien caractérisé, qui , traité par le sulfate de quinine, ne se reproduit pas. Je laisse sans solution cette question : L'accès de fièvre doit-il être attribué à la fièvre intermittente à laquelle le malade est sujet, ou à l'uréthrotomie?

Huit jours après , j'avais déjà introduit quelques bougies d'étain ; l'écoulement persistait , mais le malade urinait par un gros jet et n'éprouvait pas de douleurs. Il voulut être envoyé à Vincennes, bien que son traitement fût inachevé.

Six semaines après , le 7 avril, M. Voillemier recevait de nouveau, dans ses salles , ce malade qui ressentait de la douleur en urinant et avait un écoulement uréthral abondant. Gardé en observation pendant un mois , le rétrécissement avait de la tendance à se resserrer. Ce résultat ne m'étonne nullement ; le traitement avait été trop incomplet et trop court pour qu'il en fût autrement.

Les deux faits précédents sont cités dans la thèse de M. Tillaux sur l'*Uréthrotomie* , le premier page 148 , le second page 124. Mais ces relations, fort courtes, renferment quelques inexactitudes que j'ai dû rectifier ; il en est une qui mérite une mention spéciale. Chez le second malade , ce n'est pas l'uréthrotomie qui a causé l'écoulement puriforme ; celui-ci existait avant l'opération, et a persisté malgré elle , malgré le court traitement effectué, et précisément parce que l'opération et le traitement consécutif étaient insuffisants.

III. *Hôpital Saint-Louis*, salle Saint-Louis, n° 34 ; homme de trente-cinq ans, entré le 15 février 1863.

Quand je pris le service de M. Guérin, cet homme était depuis un mois déjà traité par la dilatation ; bien qu'on pût introduire des bougies de 4 à 5 millimètres, le passage des instruments continuait de produire une douleur insolite, et leur séjour ne pouvait être supporté que très-péniblement. Bientôt, et malgré de très-grandes précautions, je dus renoncer au cathétérisme. La douleur était continue, gravative, profonde ; c'était le début d'une prostatite aiguë. Celle-ci s'amenda au commencement d'avril, et je pus explorer avec soin le canal. Je reconnus, à 14 centimètres du méat, la verge étant allongée, un rétrécissement valvulaire, laissant passer une boule de 7 millimètres et lui imprimant pendant les mouvements de va-et-vient un ressaut caractéristique.

Bien que le canal fût relativement large, il y avait là un obstacle évident ; le rétrécissement remontait à dix-huit mois, la dilatation était douloureuse et avait causé des accidents : l'uréthrotomie était indiquée. Je la pratiquai le 16 avril, d'après le procédé et avec l'instrument de M. Civiale.

L'introduction de la sonde présenta de légères difficultés ; son bec butait sur l'angle postérieur de la plaie, qui sans doute était un peu trop courte du côté de la vessie ; une sonde à béquille pénétra sans rencontrer aucun obstacle : nul accident.

Au bout de quelques jours je reprends la dilatation, qui est beaucoup mieux supportée ; mais il y a toujours un peu de sensibilité, et la boule exploratrice fait encore sentir un petit ressaut au niveau du rétrécissement.

Nouvelle section d'arrière en avant le 25 avril.

Le 2 mai, le cathéter n° 50 de la filière Beniqué passe très-aisément et ne cause pas la moindre souffrance.

Le 7, le malade quitte l'hôpital en parfait état. C'est une guérison complète, sinon indéfinie.

IV. M. X..., âgé de quarante ans, habite la province, où il mène une vie sédentaire.

Il y a dix ans, à la suite d'excès de coït, il éprouva de la douleur dans la verge et perdit du sang par le méat. Depuis cinq ans des accidents divers ont attiré son attention : douleurs dans la région des reins, pesanteur dans la vessie, troubles de la miction.

M. X... a été envoyé à Vichy, il y a trois ans, comme atteint de gravelle. Depuis six mois, les besoins d'uriner sont devenus plus fréquents, ils ne peuvent être satisfaits qu'avec lenteur ; l'urine coule en bavant et par un jet très-fin. Le malade éprouve assez souvent des accès qu'il nomme coliques néphrétiques, mais qui sont de véritables accès de fièvre uréthrale : malaise, sentiment de brisure, frisson, puis bouffées de chaleur plus ou moins prolongées ; il vient me demander s'il doit aller à Contrexéville, et ne consent qu'avec peine à me laisser examiner son urèthre..

Je reconnais un rétrécissement serré au niveau de la courbure du canal, et j'insiste sur la nécessité urgente du traitement.

Le 12 mai, j'essaye sans succès de passer une bougie très-fine ; mais je suis plus heureux le lendemain. La bougie a un millimètre, je la laisse à demeure ; elle ne cause pas d'accidents, peu de gêne, l'urine s'écoule facilement entre elle et la paroi du canal.

Au bout de trois jours, je la remplace par une autre plus grosse d'un demi-millimètre ; elle est enlevée au bout de six heures. Je ne puis la réintroduire le lendemain, et je reviens à un millimètre. Au bout d'une demi-heure, je puis replacer la bougie d'un millimètre et demi. Bref, pendant neuf jours, je lutte contre un rétrécissement très-rétractile, ne se laissant dilater faiblement que par la bougie laissée à demeure, sans qu'on puisse même par cette méthode faire des progrès sensibles, car dès qu'on augmente le calibre, l'urine ne s'écoule que très-péniblement, et un malaise prononcé force le malade à enlever la bougie.

Le 24, je tente l'uréthrotomie avec l'instrument de M. Maisonneuve ; la bougie passe bien, mais l'étroitesse du rétrécissement, les contractions et les efforts du malade, m'empêchent d'introduire le conducteur cannelé ; je n'insiste pas davantage et je maintiens la dilatation

Le 25, une bougie à boule de 2 millimètres traverse la stricture, et me montre que celle-ci est située à 16 centimètres du méat en allongeant la verge, et qu'elle a environ 2 centimètres de longueur.

Le 26, je pratique la section du rétrécissemeut d'avant en arrière et d'arrière en avant avec un nouvel uréthrotome que j'aurai l'honneur de présenter à la Société. Une sonde de 7 millimètres passe facilement, et est laissée pendant quarante-huit heures dans la vessie.

Le lendemain, accès de fièvre modéré et unique. Pas d'autre accident.

Le 1er juin, je reprends la dilatation consécutive, n° 40 de la filière Beniqué. Aujourd'hui 3 juin, le n° 45 passe aisément (1).

---

(1) Le 9 juin, la dilatation, qui a marché sans encombre, permet d'introduire le n° 48 (8 millimètres), qui me semble être la limite de dilatabilité de ce canal.

Tels sont les cas dans lesquels j'ai cru devoir pratiquer l'uréthrotomie ; dans tous, j'ai obéi à une indication évidente. J'ignore ce que deviendront ces malades et quel sera le bénéfice définitif de l'opération ; mais tous, excepté le second, incomplétement traité, ont obtenu un bénéfice immédiat que la dilatation ne pouvait leur fournir, et les seuls accidents ont été des accès de fièvre sans gravité.

M. MOREL-LAVALLÉE adresse à M. Trélat les objections suivantes :

Voyons maintenant ce que dit M. Trélat à l'appui de l'uréthrotomie. D'abord, il nous parle d'une certaine douleur existant au point encore un peu rétréci et pouvant indiquer le siége du rétrécissement et servir de guide et d'indication pour l'uréthrotomie. Je ne connais pas ce symptôme, qui m'a l'air de faire tout exprès son apparition pour légitimer l'opération. Aussi voyez avec quelle promptitude notre collègue se décide à faire l'uréthrotomie !

Il arrive à l'hôpital Saint-Louis ; il y trouve un malade en voie de guérison par le fait de la dilatation ; il juge de suite que cette méthode a terminé son rôle et fait la section ; pourquoi ?

M. Trélat m'accuse de dire que je ne crois pas aux dangers de la dilatation ; mais je n'ai dit cela nulle part ; j'ai au contraire, dans un travail que j'ai fait sur ce sujet, compté les accidents de la dilatation ; j'ai dit que je connaissais plusieurs cas de mort que l'on doit attribuer à cette méthode, et que toutes les fois que l'on porte dans l'urèthre un corps étranger, on peut produire quelques accidents. Mais j'ai étudié aussi les accidents de l'uréthrotomie, et j'ai vu qu'ils étaient infiniment plus graves et plus fréquents.

Ainsi j'ai rapporté des cas de fièvre pernicieuse tirés de la pratique de Blandin, de MM. Reybard et Civiale. J'ai voulu savoir si ces accès de fièvre avaient lieu à la suite de l'uréthrotomie externe ; j'ai cherché dans les ouvrages de Syme, de Thompson, et je n'en ai trouvé aucun exemple ; mais ces faits sont encore insuffisants.

Vraiment je suis étonné de la façon dont M. Trélat fait la statistique. Il invoque les souvenirs plus ou moins vagues de chaque chirurgien, s'enquiert du nombre approximatif de leurs faits, puis, réunissant ces nombres approximatifs, il vient nous dire qu'il y a 6 ou 7 morts sur 100 par l'uréthrotomie. Mais ces chiffres n'ont rien de sérieux ; et d'ailleurs, j'admets qu'ils soient exacts, ne serait-ce donc rien qu'une semblable mortalité pour une opération qu'on peut se dispenser de faire, quand vous avez la dilatation pour la remplacer ? Pour moi, je ne connais que quelques cas de mort par la dilatation ; il y a sans doute plus souvent des accès de fièvre intermittente ; mais cet accident est commun à toutes les méthodes. Enfin, ce qui me fortifie encore dans

mon opinion , c'est qu'à la suite de l'uréthrotomie vous avez des ré-
cidives ; et vous avez entendu M. Voillemier vous citer le cas dans
lequel il avait trouvé 5 ou 6 rétrécissements produits par l'uréthrotomie. Ainsi la dilatation doit rester la méthode générale de traitement des rétrécissements de l'urèthre.

M. TRÉLAT répond :

J'ai été plus particulièrement frappé de quelques-unes des critiques
que M. Morel-Lavallée m'a faites ; je les prends dans l'ordre où mon
souvenir les retrouve.

L'opération, a dit M. Morel, a été pratiquée dans des circonstances
où l'indication n'existait pas. C'est mon troisième malade (1) qu'il
avait eu en vue en s'exprimant ainsi ; notre collègue M. Guérin, qui
pendant un mois avait soigné ce malade avant moi, pensait qu'il était
en voie de guérison.

Telle devait être, en effet, l'opinion de M. Guérin ; l'urèthre ad-
mettait des bougies de 5 millimètres, qui provoquaient bien une
douleur anormale, mais on pouvait espérer que, sous l'influence d'une
dilatation prudente et graduelle , tout phénomène fâcheux disparaî-
trait.

Sans doute, si les choses avaient suivi cette marche, je n'aurais jamais songé à l'uréthrotomie ; mais voici bientôt que la douleur augmente, qu'elle devient continue, gravative, et me force à renoncer au
cathétérisme ; une prostatite suraiguë se déclare. Quand l'orage est
calmé, je cherche pourquoi un canal déjà large est cependant si pro-
fondément irritable ; je trouve une valvule que j'incise par deux fois ;
dès lors toute sensibilité, toute douleur disparaît, pendant le cathétérisme comme pendant la miction. J'ai au moins pour moi le succès ;
il faut en tenir compte. Mais je m'étonne que M. Morel ait pris à partie ce fait où la dilatation mal supportée finit par amener une prostatite. Ce choix est vraiment piquant ; la méthode inoffensive cause des
accidents ; la méthode dangereuse n'en détermine aucun, et fait cesser toute souffrance ; évidemment l'indication n'existait pas !

M. Morel m'a reproché de lui prêter des arguments qu'il n'a pas
employés.

Je me demande quelle opinion différente de la sienne j'ai pu attribuer à notre collègue. Il ne me fera pas l'injure de penser que, faute
d'autre document écrit, j'aie négligé de relire avec le plus grand soin
sa thèse *sur la valeur relative des méthodes de traitement des rétré-*

---

(1) *Voy.* page 10.

cissements de l'urèthre. J'avais cru me bien pénétrer de sa pensée ; mais comme je ne discute pas pour le plaisir de discuter, mais bien pour chercher la vérité , je suis tout disposé à renoncer à un argument qui n'est plus en cause. Tous deux nous reconnaissons que la dilatation, comme l'uréthrotomie, peut causer des accidents graves de nature fébrile ou inflammatoire ; dès lors, puisque ces accidents sont communs, il ne faut les porter à la charge d'aucune des deux méthodes, et la discussion ne doit plus rouler que sur ceux qui sont propres à chacune d'elles. Or, à part l'hémorrhagie qui devient de plus en plus rare, et qui depuis bien longtemps n'a fait périr aucun malade, je ne vois guère de complication accidentelle que l'uréthrotomie ne puisse renvoyer à la dilatation.

Mais allons au fond des choses ; M. Morel pense que la dilatation offre peu de dangers ; qu'elle suffit tellement aux besoins de la pratique, qu'en vingt années il n'a jamais reconnu l'indication d'avoir recours à un autre procédé ; enfin, il proteste contre l'uréthrotomie.

Je crois de mon côté que la dilatation, comme toute méthode chirurgicale, a ses dangers ; qu'on les exagère en lui demandant trop ; qu'elle est souvent inefficace ; enfin , et par-dessus tout, que l'uréthrotomie est loin d'être aussi effrayante que beaucoup de chirurgiens, et M. Morel en particulier , le disent. Je veux qu'on distingue les cas, qu'on pèse les indications , et qu'on ne recule pas devant une opération utile par une peur systématique ou exagérée. Voilà le véritable dissentiment qui existe entre nous.

Pour le faire cesser, ou mieux, car il n'est donné à personne de forcer la conviction d'autrui, pour mettre la Société en mesure de juger du différend, j'ai fourni des documents statistiques nouveaux, dont sans doute mon adversaire a senti la portée, puisqu'il les a combattus.

M. Morel professe au sujet de la statistique des principes dont je le félicite : ce n'est pas avec des renseignements recueillis au hasard, au coin de la rue ou dans le vestibule de nos assemblées savantes , que les relevés doivent être composés ; c'est avec des chiffres détaillés, des documents positifs et discutables. A merveille , ces principes sont les miens, et jusqu'ici le plus complet accord règne entre nous. Mais où M. Morel a-t-il vu que j'aie failli à ces règles élémentaires ? Sur quoi donc se fonde-t-il pour avancer que les résultats indiqués par moi ne reposent que sur des à peu près , et que procéder comme je l'ai fait n'est pas comprendre la statistique d'une manière digne de cette méthode ?

Est-ce que M. Morel, poussant la logique jusqu'à ses extrêmes conséquences, se serait contenté de m'écouter en protestant, sans prendre la peine de me lire? Je le croirais volontiers. Sans quoi il aurait vu avec quel soin j'ai séparé de simples affirmations échappant au contrôle, mais ayant cependant leur valeur, des chiffres précis qui m'ont été fournis par nos collègues MM. Sédillot, Gosselin, Dolbeau, ou que j'ai puisés dans les registres de l'Hôtel-Dieu, chiffres que tout le monde peut contrôler, discuter, et qui remplissent toutes les conditions si justement requises par M. Morel.

Ces chiffres m'ont donné une mortalité de 6,4 pour 100. C'est bien moins qu'autrefois, c'est trop encore, je l'ai reconnu avant M. Morel; mais déjà, en ajoutant à mon précédent relevé les treize cas dont M. Perrin nous a donné lecture et douze opérations pratiquées par M. Demarquay, les unes et les autres sans un seul mort, nous verrions le chiffre de la mortalité, calculé sur un total de 134 cas, descendre à 5,4 pour 100; et ce n'est pas là le dernier mot: j'ai suffisamment indiqué dans ma précédente communication ce qui rend cet espoir légitime; il est inutile d'y revenir.

Ici, Messieurs, j'éprouve quelque embarras : sans doute la parole de M. Morel aura devancé sa pensée quand il a dit en propres termes : « Il y a plus de 6 pour 100 de morts ; j'en ai compté 11. » Vous avez pu croire que j'étais tombé dans l'erreur; qui peut être sûr d'y échapper toujours? Que c'était 11 pour 100 et non 6 pour 100 que donnait le calcul fait sur 109 opérés dont 7 morts.

Eh bien, non, Messieurs, ce n'est pas cela qu'a voulu dire M. Morel; il a voulu dire seulement qu'en 1857 il avait relevé 11 cas de mort sur un nombre indéterminé d'opérations. En effet, je lis à la page 47 de sa thèse déjà citée : « La mortalité est considérable sur un nombre d'opérations qu'il n'est pas possible de préciser, mais qui n'est pas très-grand; il y a eu, par des accidents de nature diverse, 11 morts. » Un peu plus loin, M. Morel dit que ce chiffre de 11 morts est significatif. Mais non, il ne signifie rien du tout, puisque de son propre aveu on ignore à combien de faits il correspond. Et non-seulement ce chiffre n'a pas de valeur intrinsèque, puisqu'il est incomplet, mais il n'a nulle valeur relative, puisqu'il procède de faits distincts et très-antérieurs à ceux que j'ai signalés.

C'est un procès de forme que je fais en ce moment, mais la forme est ici capitale, car elle pouvait vous tromper sur le fond. Je ne conteste pas, je n'ai jamais contesté que l'uréthrotomie n'ait donné de tristes résultats lors de ses premières applications; mais je ne veux pas qu'on juge la pratique actuelle avec la pratique passée. Qu'on les compare, rien de plus juste et de plus utile, mais qu'on n'impute pas à l'une les erreurs et les échecs de l'autre.

Je n'ai pas la prétention d'être seul interprète de la vérité, et je ne demande pas mieux que de la reconnaître, d'où qu'elle jaillisse et de quelque part qu'elle vienne, car j'estime qu'en matière de science l'opinion ne peut être qu'une saine appréciation des faits acquis, variable par conséquent comme ces faits eux-mêmes ; mais, en toute conscience, je ne me sens nullement ébranlé par les objections de notre collègue. Aujourd'hui comme il y a un mois, je pense que les avantages de l'uréthrotomie sont appréciés par un nombre croissant de chirurgiens, que la pratique générale se régularise et s'améliore, et que ses résultats récents attestent un remarquable progrès.

Chacun sous des formes différentes, mais avec une égale conviction, nous avons défendu ce que nous croyons être la vérité ; c'est à vous désormais qu'il appartient de prononcer le jugement.

NOUVEL URÉTHROTOME.

J'ai l'honneur de présenter à la Société l'instrument dont je me suis servi sur le dernier des quatre malades dont j'ai parlé dans notre avant-dernière séance. Il a été fabriqué sur mes indications par M. Lüer.

Sa longueur totale est de 36 centimètres. Il se compose essentiellement d'une tige qui fait mouvoir la lame, d'une partie qui sert de manche et d'une gaîne graduée, large de 5 millimètres, épaisse de 3 millimètres, et brusquement évidée sur l'un de ses côtés, à 17 centimètres de son origine. Cet évidement transforme la gaîne en un stylet cannelé épais de moins de 2 millimètres, et terminé par un bouton olivaire, ou, si l'on veut, par une bougie conductrice. Ce stylet, qui doit être entièrement engagé dans le rétrécissement, a une longueur de 5 centimètres.

Au repos de l'instrument, la lame est complétement cachée dans la gaîne. Quand on pousse la tige, la lame D, longue de 35 millimètres, haute de 2 millimètres, parcourt le stylet cannelé d'avant en arrière, et vient buter contre la terminaison de la cannelure. Le chirurgien est averti de cette situation par la chute d'un ressort dans un petit cran de la tige. A ce moment, comme la lame est moins longue que le stylet cannelé, un petit espace de 1 centimètre figure une excavation limitée en bas par le stylet, en arrière par la gaîne, en avant par le talon de la lame ; c'est là que siége le tissu de la coarctation déjà incisée d'avant en arrière.

La lame est brisée par une articulation vers la jonction de son tiers antérieur avec ses deux tiers postérieurs. En continuant à pousser la tige, on détermine la coudure de l'articulation E, et un second cran de la tige donne une lame de 4 millimètres de hauteur ; un troisième cran indique 6 millimètres de saillie de la lame.

Dans ces dernières positions , l'extrémité postérieure de la lame qui est destinée à couper d'arrière en avant, affecte une direction très-oblique, éminemment favorable à la régularité et à la facilité de la section.

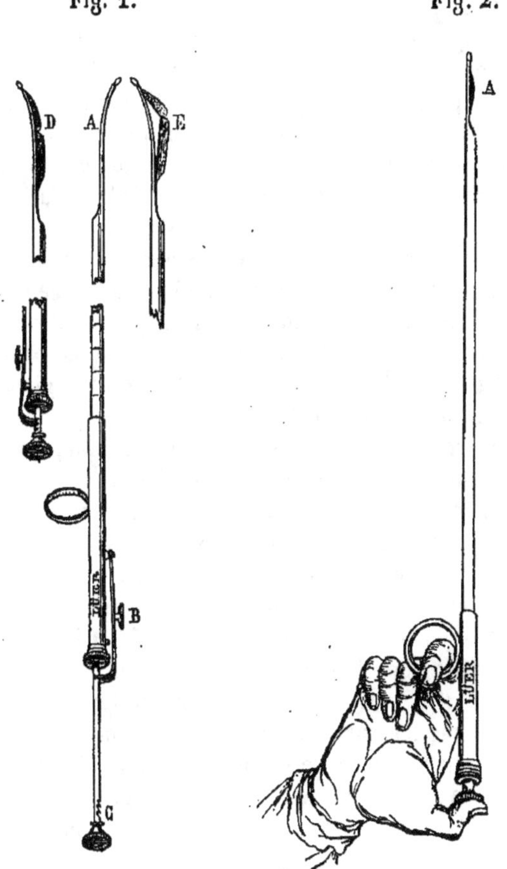

Dès que la section ou les sections sont opérées, il suffit de presser un bouton B situé sur la portion qui sert de manche pour que la lame rentre immédiatement dans la gaîne.

Je me suis arrêté à une hauteur maximum de lame de 6 millimètres, parce que cette dimension m'a paru largement suffisante dans la majorité des cas ; mais il est clair qu'en ajoutant un nouveau cran à la tige motrice on pourrait aller à 8 et à 10 millimètres.

L'instrument est droit ; mais le stylet cannelé est assez flexible pour qu'on puisse le courber avec les doigts, comme on courbe un stylet de trousse. Cette courbure n'entrave en rien la marche de la lame. J'en ai fait l'expérience nombre de fois, et c'est ainsi que j'ai opéré mon dernier malade, dont le rétrécissement siégeait à la courbure de l'urèthre.

Pour faire agir cet uréthrotome, il faut engager le stylet cannelé dans le rétrécissement ; avec MM. Ricord et Civiale, je pense qu'il vaut mieux se passer, pour ce temps de l'opération, de la bougie conductrice, et s'en rapporter aux sensations très-précises que donne une tige mousse, mais rigide ; néanmoins, si on croit mieux réussir avec la bougie vissée au bout du stylet, rien n'est plus aisé que de s'en servir.

Dès que le stylet a franchi le rétrécissement, le brusque ressaut de la gaîne vient buter sur l'extrémité antérieure de celui-ci, et on constate sur l'échelle graduée que la distance du bout de la gaîne au méat est bien celle qui a été précédemment reconnue pour le rétrécissement. Dès lors, et sans aucune crainte d'erreur, l'instrument est en place et est maintenu immobile.

En poussant la tige motrice jusqu'au premier cran, le rétrécissement est incisé d'avant en arrière sur une hauteur de 2 millimètres. On peut borner là l'opération ; si, au contraire, on veut augmenter l'incision, on pousse la tige au second ou au troisième cran ; la lame acquiert 4 ou 6 millimètres de saillie, et en tirant à soi l'instrument, on incise d'arrière en avant comme avec tout uréthrotome fonctionnant de cette façon. Aussitôt l'incision achevée, ce qu'on sent parfaitement au défaut de résistance, on presse sur le bouton du manche, la lame rentre dans la gaîne, et on retire l'instrument désarmé.

Cet uréthrotome me paraît présenter les avantages suivants :

Le volume du stylet cannelé est le même que celui des uréthrotomes les plus fins ; il passera donc partout où ceux-ci passeront.

L'extrémité de la gaîne permet de reconnaître sûrement le siége du rétrécissement.

La lame n'est en contact avec l'urèthre que sur les points où elle doit agir.

Qu'elle coupe d'avant en arrière ou d'arrière en avant, elle est très-inclinée et ne peut refouler la muqueuse au lieu de la couper.

Elle n'offre jamais de pointe saillante et libre, disposition favorable à la sécurité et à la solidité.

Dès que l'instrument est en place, il n'y a plus à lui faire exécuter aucun mouvement de totalité pour transformer la section antérograde en section rétrograde.

Enfin, une seule tige, agissant toujours dans le même sens, porte la lame dans ses différentes positions.

Plusieurs instruments réalisent quelques-unes de ces conditions, aucun ne les réunit toutes.

La nouveauté de cet uréthrotome ne consiste ni dans la forme de la gaîne ni dans la brisure de la lame. J'ai lu la description d'un instrument de M. Thompson dont la gaîne a la même forme que celle-ci, et j'ai trouvé chez M. Lüer le modèle figuré ci-contre. Fig. 2.

M. Voillemier et M. Félix Bron ont fait construire des uréthrotomes à lame brisée. Ce qui fait le caractère particulier de cet instrument, ce sont les rapports, les dimensions relatives de ses différentes parties, et par-dessus tout la simplicité de sa manœuvre. La comparaison avec d'autres instruments à plusieurs tiges ou à une seule tige mobile dans plusieurs sens, fera aisément apprécier ce que cette simplicité donne de précision et de sécurité.

Paris — Typographie de Henri Plon, imprimeur de l'Empereur, rue Garancière, 8.